AYUNO INTERMITENTE PARA PRINCIPIANTES

EMPRENDE UN CAMBIO EN 30 DÍAS: GUÍA PRÁCTICA PARA INICIAR TU CAMINO HACIA EL BIENESTAR Y LA PÉRDIDA DE PESO EFECTIVA CON EL AYUNO INTERMITENTE

CHRISTINA ARDIANI

EDICIONES ARDIANI

ÍNDICE

Título del Libro: **Ayuno lntermitente para Principiantes**

Autor: **Christina Ardiani**

Edición: **Primera Edición, 2024**

© **2024 Ediciones Ardiani**

Este libro es una obra de no ficción basada en la investigación y experiencias del autor en el ámbito del ayuno intermitente y bienestar general. Aunque se ha realizado un gran esfuerzo para asegurar la precisión de la información contenida en esta publicación, el autor y el editor no asumen responsabilidad por errores, omisiones o interpretaciones diferentes.

Esta publicación está diseñada para proporcionar información sobre el tema tratado. Se vende con el entendimiento de que el editor y el autor no están comprometidos en ofrecer servicios profesionales de salud o asesoramiento médico. Si se requiere asesoramiento médico, nutricional o de otro tipo de expertos, se debe buscar el servicio de un profesional competente.

Editorial: Ediciones Ardiani

ISBN: 978-1-956570-50-2

ACERCA DEL AUTOR

¿Por qué deberías escuchar lo que tengo que decir?

Permíteme presentarme: soy Christina Ardiani, una apasionada experta en salud y nutrición. Mi camino hacia este campo no fue solo por interés académico; fue una verdadera vocación. Me dedico a transformar vidas, guiando a las personas a comprender y armonizar su cuerpo y mente. Creo firmemente en la máxima de 'mente sana en cuerpo sano'.

Para mí, el cuerpo es un templo sagrado, y su cuidado es esencial para liberar el potencial pleno de nuestra mente. Cada libro que escribo es un pedazo de mi alma, una porción de los conocimientos y experiencias acumuladas a lo largo de mi carrera, todo con el objetivo de iluminar tu camino hacia tus metas de salud y bienestar.

¡Así que vamos allá! Prepárate para embarcarte en un viaje transformador hacia una vida más sana y plena

Christina Ardiani

INTRODUCCIÓN

¿Cómo aprovechar este libro?

Gracias por elegirme como tu compañero en esta emocionante travesía hacia el rejuvenecimiento y la vitalidad a través del ayuno intermitente. Aquí no solo descubrirás cómo dominar esta técnica milenaria, sino que también te embarcarás en una transformación hacia una vida plena y saludable.

Sabemos lo desafiante que puede ser el mundo de las dietas: contar calorías hasta el último gramo, renunciar a esos platos que tanto amamos, y las interminables horas en el gimnasio, solo para sentirnos estancados y desmotivados. Pero, ¿y si te dijera que hay otra manera?

El ayuno intermitente es más que una dieta; es un cambio de paradigma en tu relación con la comida. No se trata solo de qué comes, sino de cuándo comes. Acompáñame en este viaje, donde desvelaremos juntos los secretos de este método ancestral, adaptándolo a la vida moderna para lograr una salud excepcional.

Una de las revelaciones más asombrosas para mí, al adentrarme en el mundo del ayuno intermitente, fue descubrir que podía seguir disfrutando de mis comidas favoritas, incluso mientras ganaba masa muscular. Este método, adoptado por deportistas y entusiastas del fitness, ofrece una libertad culinaria que otros regímenes simplemente no pueden.

En estas páginas, te guiaré a través de los diversos caminos del ayuno intermitente, explorando por qué funciona y desentrañando los secretos detrás de su efectividad. Además, nos enfrentaremos a los mitos que rodean esta práctica, derribándolos uno a uno.

Nuestro viaje juntos tiene un propósito claro: ayudarte a forjar un estilo de vida más saludable, permitiéndote perder peso y alcanzar la figura que siempre has deseado, todo esto sin grandes sacrificios. Comprendo que el tiempo es un bien precioso, y aquí te mostraré cómo integrar hábitos saludables en tu rutina diaria, sin importar lo ocupado que estés.

Te he preparado planes de alimentación y recetas que se ajustan perfectamente al ayuno intermitente, fáciles de seguir y deliciosas. Pero más allá de educarte, quiero inspirarte a dar ese paso crucial hacia un cambio significativo. Así que te pido que te mantengas firme en tu compromiso a lo largo de este libro. Sigue mis consejos y prueba el método que te propongo. Al final de este camino, te prometo un resultado transformador: una vida más saludable, un espíritu positivo y una armonía corporal que siempre has anhelado.

Ahora, sin más demora, ¡empecemos esta aventura! Te agradezco profundamente por elegir este libro. Espero que lo disfrutes tanto como yo disfruté escribiéndolo.

¡SÉ PARTE DE LA COMUNIDAD!

¡Hola, querido lector! Soy Christina Ardiani, y me gustaría extenderte una invitación muy especial. Al unirte a nuestra lista de correo electrónico, no solo te mantendrás al día con los últimos consejos y estrategias sobre el Ayuno Intermitente, sino que también recibirás beneficios y bonificaciones exclusivas diseñadas solo para nuestros suscriptores. Aquí:

Hazte parte de la comunidad aquí

Y eso no es todo: como agradecimiento por tu apoyo y confianza, te regalaré mi "Guía de 30 Días" sobre Ayuno Intermitente para Principiantes, disponible al final de este libro.

Esta guía es el complemento perfecto para el libro que tienes en tus manos y te ayudará a implementar de manera práctica y efectiva todo lo que estás aprendiendo. Únete a nuestra comunidad y comienza tu viaje hacia un estilo de vida más saludable y equilibrado. ¡Te espero con los brazos abiertos!

Advertencia de Descargo de Responsabilidad

Antes de sumergirse en el contenido de este libro, es crucial entender que la información proporcionada aquí tiene fines educativos y no pretende sustituir el consejo, diagnóstico o tratamiento médico profesional. Aunque el ayuno intermitente y las prácticas de limpieza hepática han demostrado ser beneficiosos para muchas personas, es importante reconocer que cada individuo es único, y lo que funciona para uno puede no ser adecuado para otro.

Como autor, mi objetivo es compartir conocimientos y experiencias relacionadas con el ayuno intermitente y la limpieza hepática, proporcionando una guía general basada en investigaciones y prácticas comprobadas. Sin embargo, no soy médico ni profesional de la salud, y la información presentada en este libro no debe interpretarse como asesoramiento médico personalizado.

Se insta a los lectores a consultar con un médico o profesional de la salud calificado antes de comenzar cualquier nueva dieta, régimen

LA MANERA MÁS EFICAZ EN LA QUE TE AYUDA EL AYUNO INTERMITENTE

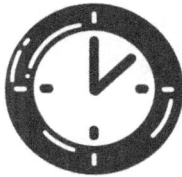

S i eres como yo, probablemente te hayas sentido abrumado por el laberinto de dietas y rutinas de ejercicio existentes. Cada una promete ser la solución definitiva, pero a menudo se contradicen entre sí, dejándonos en una encrucijada de dudas y confusiones. ¿Cómo saber qué camino es el correcto cuando cada uno parece llevar en una dirección diferente?

. . .

LO QUE TODAS estas dietas suelen tener en común, aparte de sus promesas tentadoras de pérdida de peso, es una lamentable tendencia a pasar por alto la nutrición esencial. A menudo, estos regímenes nos hacen sacrificar nuestra salud en el altar de la pérdida de peso rápida y fácil. Sí, pueden funcionar, pero solo a corto plazo.

ES AQUÍ DONDE el ayuno intermitente entra en juego, marcando una diferencia fundamental. No se trata de una dieta más en el mar de opciones, sino de un enfoque que respeta y potencia la salud de tu cuerpo, al tiempo que ofrece resultados duraderos. En este capítulo, exploraremos cómo el ayuno intermitente desafía el status quo de las dietas convencionales y se convierte en una poderosa herramienta para tu bienestar a largo plazo.

Y AQUÍ ES DONDE el Ayuno Intermitente marca su entrada triunfal. Este enfoque no solo te ayuda a recuperar tu salud, sino que redefine completamente tu relación con la comida. Importante aclarar: ayunar no es sinónimo de pasar hambre. En realidad, no se trata de limitar cuánto comes, sino de cuándo comes.

EN EL AYUNO INTERMITENTE, la elección del momento para ayunar y para disfrutar de tus comidas favoritas la tomas tú, siempre con un objetivo claro en mente. Durante las fases en que 'te das un gusto', consumirás todas tus calorías y nutrientes necesarios en períodos específicos del día, en lugar de repartirlos a lo largo de las horas. Esta estrategia resulta muchas veces más efectiva que las dietas convencionales, ya que entrenamos a nuestra mente a entender cuándo es el momento adecuado para comer, en lugar de guiarnos simplemente por el antojo. De esta forma, terminamos consumiendo menos calorías de lo que lo haríamos comiendo a lo largo del día, y lo más importante, sin dejar de sentirnos plenamente satisfechos.

EL AYUNO INTERMITENTE, por tanto, no es solo una técnica de alimentación; es una forma de reeducar a nuestro cuerpo y mente, creando un equilibrio que beneficia a nuestra salud integral.

Tomemos, por ejemplo, las variadas formas en que puedes practicar el ayuno intermitente: podrías optar por limitarte a una comida al día, seleccionar días específicos de la semana para no comer en absoluto, o elegir comer durante periodos concentrados, como de 5 a 8 horas, quedando el resto del día en ayunas. Estas modalidades demuestran que, con el ayuno intermitente, generalmente terminas comiendo menos de lo que las dietas tradicionales recomiendan.

· · ·

AHONDEMOS un poco más en este método. Al concentrar tu ingesta calórica en un periodo breve, experimentarás una sensación de saciedad más rápidamente, lo cual reduce la tendencia a consumir calorías adicionales, a diferencia de lo que suele ocurrir con los horarios de comidas más tradicionales. Pero hay más: esta práctica no se limita a la simple restricción calórica. Al programar tus comidas de esta manera, generas una respuesta específica en tu cuerpo. Esta respuesta facilita y hace más eficiente la quema de calorías. En otras palabras, el ayuno intermitente va más allá de controlar qué y cuánto comes; influye positivamente en cómo tu cuerpo procesa esos alimentos y utiliza la energía.

PUEDE PARECER CONTRAINTUITIVO, especialmente porque muchas personas a las que he ayudado inicialmente piensan que el ayuno priva al cuerpo de los nutrientes esenciales. A primera vista, parece que estuviéramos 'haciendo pasar hambre' al cuerpo. Sin embargo, es importante entender que el cuerpo humano está naturalmente equipado para manejar períodos sin alimentos. Durante estos períodos de 'hambre', se produce una aceleración temporal del metabolismo, un fenómeno que el ayuno intermitente aprovecha hábilmente.

LO CRUCIAL AQUÍ ES QUE el período de ayuno no es tan prolongado como para causar hambre real o malestar. Es justo el tiempo necesario para que el cuerpo active este mecanismo de aceleración metabólica antes de tu próxima comida.

COMO MENCIONÉ ANTERIORMENTE, no estás privando a tu cuerpo de los nutrientes necesarios. Aunque haya momentos en los que no ingieres alimentos, lo importante es que al final del día, consumas las calorías necesarias. Estas calorías son el 'combustible' esencial para tu cuerpo. Por tanto, el ayuno intermitente no es un juego de privación, sino una estrategia inteligente para optimizar el uso de energía de tu cuerpo, asegurando que obtengas todos los nutrientes y calorías necesarios en el momento adecuado.

¿CÓMO PUEDES ASEGURARTE de seguir correctamente este enfoque? Comienza calculando las calorías que necesitas diariamente, teniendo en cuenta tu estilo de vida, ya sea activo o sedentario. Trata de mantener tu ingesta diaria alrededor de este número calculado. Así, poco a poco, tu cuerpo se irá adaptando al estado de 'hambre' controlado del ayuno intermitente.

PERO RECUERDA, no se trata solo de contar calorías; es crucial también consumir los nutrientes esenciales. Una dieta balanceada es clave: incluye una variedad de frutas, verduras y carnes magras para mantener tu cuerpo funcionando de manera óptima y mantener el metabolismo activo.

Lo sorprendente de este método es que, a menudo, te encontrarás sintiéndote más satisfecho de lo que esperabas. Este efecto se debe al equilibrio entre una ingesta adecuada de calorías y nutrientes esenciales. Al no estar constantemente preocupado por lo que vas a comer a continuación, te liberas para concentrarte en otras actividades importantes de tu vida.

Pero no te descuides en el aspecto del ejercicio; es un componente crucial del ayuno intermitente. Mantener activo tu metabolismo es fundamental, y una combinación de cardio junto con entrenamiento de fuerza puede ser especialmente beneficiosa. Este tipo de actividad física, combinada con el ayuno intermitente, puede maximizar tus resultados, ayudándote a alcanzar un estado óptimo de salud y bienestar.

Como ocurre con cualquier dieta, la disciplina juega un papel crucial en el ayuno intermitente. Es natural que al principio encuentres desafíos, ya que tu cuerpo está adaptándose a un nuevo patrón de alimentación. Sin embargo, te animo a mantener la constancia, ya que una vez que tu cuerpo se acostumbre, descubrirás que el ayuno intermitente no solo es uno de los métodos más sencillos, sino también uno de los más efectivos para una vida saludable.

EN EL MUNDO DE HOY, donde las dietas de moda van y vienen, muchas personas invierten tiempo y dinero en regímenes que ofrecen pocos resultados a corto y largo plazo. A diferencia de estas dietas, el ayuno intermitente se destaca por su enfoque en la salud integral, no solo en la pérdida de peso. Es esencial recordar que perder peso a expensas de tu salud nunca vale la pena. El ayuno intermitente te ofrece un camino sostenible hacia la salud y el bienestar, respetando y cuidando tu cuerpo en el proceso.

LA CLAVE ESTÁ en la adaptación y el compromiso. Con paciencia y perseverancia, el ayuno intermitente puede transformar no solo tu cuerpo sino también tu enfoque hacia la nutrición y la salud en general, llevándote a un estilo de vida más equilibrado y satisfactorio.

Muchas personas tienen dudas sobre el ayuno intermitente, pensando que podría ser ineficaz o incluso una estafa. Quiero asegurarte que esto no es así. A diferencia de otras dietas convencionales en el mercado, el ayuno intermitente no tiene una comparación directa porque su enfoque es único. No se basa en limitar constantemente tus calorías, en utilizar productos 'especiales' o 'light' para perder peso, ni en consumir alimentos raros o combinaciones exóticas.

· · ·

LO QUE HACE el ayuno intermitente es limitar el período durante el cual consumes las calorías necesarias. Este enfoque enseña a tu cuerpo a quemar calorías de manera más eficiente, mejorando así tu metabolismo. En lugar de una restricción constante, se trata de una gestión inteligente del tiempo de ingesta.

Es verdad que acostumbrarse al ayuno intermitente puede llevar algo de tiempo, especialmente al principio. Pero con práctica y disciplina, encontrarás que limitar tu ingesta de calorías a un período específico del día es una estrategia manejable y efectiva. Para facilitar esta transición, te recomiendo empezar gradualmente, permitiendo que tu cuerpo y mente se adapten al nuevo patrón de alimentación. Recuerda, la paciencia y la constancia son clave en este proceso. Con el tiempo, esta forma de comer se sentirá natural y podrás disfrutar de sus muchos beneficios para la salud

Después de leer el primer capítulo, es posible que te preguntes qué hace que el ayuno intermitente sea tan efectivo. La respuesta reside en cómo nuestro cuerpo se comporta de manera diferente en estados de 'alimentación' y 'ayuno'.

· · ·

DURANTE EL ESTADO DE 'ALIMENTACIÓN', que comienza unos cinco minutos después de comer y puede durar hasta cinco horas, el cuerpo se dedica a digerir y absorber los nutrientes. En este período, se produce insulina, que indica al cuerpo almacenar energía en forma de grasa corporal o glucógeno. Es interesante notar que, mientras el cuerpo está en este estado de almacenamiento de nutrientes, es casi imposible quemar grasa.

DESPUÉS DE ESTE PERIODO, el cuerpo entra en un estado de 'reserva' o 'ayuno', que puede durar entre 10 y 12 horas. Solo después de procesar toda la insulina y volver al estado previo a la alimentación, el cuerpo está listo para quemar grasa de nuevo. Esta transición natural es crucial, pero muchas personas no aprovechan este estado de 'ayuno' para facilitar la pérdida de peso.

EL AYUNO intermitente estratégicamente aprovecha estos estados naturales del cuerpo. Al limitar el período de alimentación y extender el de ayuno, incentivamos al cuerpo a quemar grasa más eficientemente, aprovechando estos ciclos naturales para nuestro beneficio en la pérdida de peso.

Primero y fundamental, los beneficios del ayuno intermitente van más allá de la simple pérdida de peso o ganancia de musculatura. Entre sus ventajas adicionales, encontrarás que tienes más tiempo y dinero, ya que tu vida no girará en torno a la comida. Pero más allá de esto, el ayuno intermitente tiene el potencial de extender significativamente la vida saludable de una persona.

VARIOS ESTUDIOS HAN DEMOSTRADO que el ayuno reduce la cantidad de energía que el cuerpo gasta en procesar y digerir alimentos. En cambio, esta energía se puede utilizar en otros procesos metabólicos vitales. Te preguntarás, ¿cómo puede el ayuno prolongar la vida saludable? La respuesta está en el nivel celular: al no gastar energía constantemente en la digestión, las células se duplican a un ritmo más lento, lo que contribuye a una mayor longevidad. Aunque pueda sonar demasiado bueno para ser verdad, esta afirmación está respaldada por numerosos estudios. Los beneficios del ayuno intermitente, por tanto, no se limitan solo a efectos a corto plazo, sino que también se reflejan en una vida más larga y saludable.

2

ENTENDIENDO EN PROFUNDIDAD LOS SECRETOS DEL AYUNO INTERMITENTE

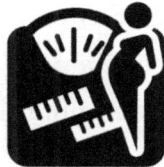

A medida que nos adentramos más en el mundo del ayuno intermitente, descubrirás que, aunque su concepto es sencillo, hay una riqueza de detalles y estrategias subyacentes que lo hacen extraordinariamente efectivo. En este capítulo, desvelaremos esos secretos y te proporcionaremos un conocimiento más profundo de cómo funciona realmente este método.

Hay ciertas pautas y principios que son clave para lograr

los mejores resultados con el ayuno intermitente. Te invito a abordar estas normas con un compromiso serio y una mente abierta. Sin embargo, es importante recordar que cada cuerpo responde de manera única, y la paciencia es tan crucial como la disciplina. Mientras sigues estas directrices, te animo a escuchar a tu cuerpo y ajustar según sea necesario. Así que prepárate para embarcarte en un viaje revelador que no solo cambiará tu forma de comer, sino posiblemente tu forma de vivir.

Quema Más Calorías de las que Ingieres

Este principio es común en muchas dietas, pero en el contexto del ayuno intermitente, requiere una consideración especial. Existe un mito de que el hambre se 'acumula' y que tras un período de ayuno, es fácil caer en la trampa de comer en exceso para compensar. Sin embargo, es crucial entender que el ayuno no es una licencia para comer más de lo necesario. De hecho, hacerlo puede anular los beneficios de la grasa que quemaste durante el ayuno.

Para evitar caer en este error, lo ideal es mantener tus comidas dentro de lo que sería una ingesta normal para ti. Un dato clave a recordar es que aproximadamente 3,500 calorías equivalen a una libra de peso corporal. Por lo tanto, crear un déficit calórico de esta magnitud a lo largo de una semana es un objetivo común para quienes buscan perder peso. Sin embargo, recuerda que las necesidades calóricas pueden variar significativamente de una persona a otra. Es importante encontrar un balance que se ajuste a tu cuerpo y tus objetivos personales, siempre respetando tus necesidades nutricionales y escuchando las señales de tu cuerpo.

Sé disciplinado

La disciplina es un componente fundamental en el éxito del ayuno intermitente. Se trata de cultivar el autocontrol necesario para mantener períodos de ayuno de al menos 12 horas de manera regular. Ten en cuenta que cualquier ingesta calórica durante estas horas puede reiniciar el ciclo de regulación de la insulina y alterar el proceso de quema de grasa. Como guía general, se suele recomendar un déficit de 500 calorías diarias si tu objetivo es perder aproximadamente un kilo por semana.

Sin embargo, es crucial encontrar un equilibrio. Mientras que la disciplina es importante, también lo es escuchar a tu cuerpo y reconocer sus necesidades. No romper las reglas es esencial, pero recuerda que hay una línea muy fina entre el ayuno saludable y el riesgo de desnutrición. Es vital no cruzar esa línea. El ayuno intermitente debe ser practicado de manera segura y sostenible, siempre atento a las señales de tu cuerpo y ajustando tu enfoque según sea necesario para mantener tu salud y bienestar.

Tú Estilo de Vida

Es fundamental comprender que el ayuno intermitente trasciende el concepto de una dieta; se convierte en un estilo de vida. Por lo tanto, es esencial que comiences a ajustar tus hábitos alimenticios y tu rutina diaria acorde a esta nueva perspectiva.

En las siguientes secciones, exploraremos diversos tipos

de ayuno intermitente. Es importante elegir uno que se adapte bien a tu vida y comprometerte con él hasta que tu cuerpo se acostumbre a este nuevo patrón. Cambiar frecuentemente entre diferentes métodos de ayuno puede ser contraproducente. Esto se debe a que la inconsistencia puede confundir a tu cuerpo, llevándolo a almacenar más calorías en lugar de quemarlas, lo que potencialmente podría resultar en un aumento de peso. La clave está en la consistencia y en encontrar el método de ayuno que mejor se alinee con tu vida diaria, tus necesidades y tus objetivos personales. Con el tiempo, podrás ajustar y perfeccionar tu enfoque a medida que te familiarices más con las señales de tu cuerpo y cómo responde al ayuno.

Recurre a Ayuda Profesional

Al iniciar tu viaje con el ayuno intermitente, es fundamental buscar la orientación de profesionales. Recurrir a nutricionistas o médicos especializados en dietética y nutrición es un paso crucial para garantizar que este cambio en tu alimentación sea seguro y beneficioso para tu salud. Estos expertos pueden ayudarte a diseñar un plan de ayuno adaptado a tus necesidades específicas, monitorear tu progreso y realizar los ajustes necesarios para evitar cualquier impacto negativo en tu organismo.

Además, es aconsejable programar chequeos regulares con estos profesionales a lo largo de tu experiencia con el ayuno intermitente. Esto no solo asegura que estés siguiendo el proceso correctamente, sino que también proporciona un valioso apoyo en tu camino hacia una vida más saludable. Es igualmente importante considerar la consulta con profesionales de la salud mental, especialmente si tienes antecedentes de trastornos alimentarios, para abordar todos los aspectos de tu bienestar durante este cambio significativo en tu estilo de vida.

3

LOS MÉTODOS MÁS EFICACES DE AYUNO QUE PUEDES APLICAR

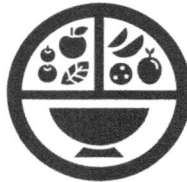

Muchos se sorprenden al descubrir que el ayuno intermitente no se limita a un solo enfoque; de hecho, hay varias modalidades, cada una con sus características y ventajas. Puedes encontrar métodos que varían en la cantidad de horas que ayunas, aquellos que te permiten elegir los días específicos para ayunar, y otros que ofrecen una mayor flexibilidad en términos de duración y frecuencia.

. . .

EN ESTE CAPÍTULO, voy a compartir contigo los métodos de ayuno intermitente que he encontrado más efectivos a lo largo de mi experiencia. Esta no es solo una lista de opciones, sino una guía práctica basada en resultados reales y probados. Mi objetivo es ayudarte a encontrar la modalidad que mejor se adapte a tus necesidades y estilo de vida, y que te brinde los resultados más positivos y sostenibles. Recuerda, la efectividad puede variar según la persona, así que te animo a mantener una mente abierta y estar dispuesto a experimentar hasta encontrar el método que mejor resuene contigo.

Una de las mayores ventajas del ayuno intermitente en comparación con otras dietas es su simplicidad y adaptabilidad. No necesitas estar constantemente calculando calorías o restringiéndote de ciertos alimentos. En lugar de cambiar drásticamente tu estilo de vida o hábitos alimenticios, el ayuno intermitente te ofrece la flexibilidad de elegir un método que se adapte naturalmente a tu rutina diaria.

AUNQUE ES posible cambiar o alternar entre diferentes métodos de ayuno intermitente, es recomendable hacerlo con cierta cautela. Una adaptación gradual y una consistencia razonable son clave para determinar qué enfoque funciona mejor para ti. Recuerda, puede tomar tiempo encontrar el método perfecto, pero esta exploración es parte de la belleza del ayuno intermitente: su diversidad y flexibilidad.

No subestimes la capacidad de tu cuerpo y mente para adaptarse y prosperar con los cambios que decides implementar. El ayuno intermitente no es solo un régimen alimenticio, es una oportunidad para redescubrir y reajustar tu relación con la comida y con tu bienestar general. Así que, con un enfoque equilibrado y una mente abierta, ¡toma acción y comienza este viaje transformador!

Primer Método: 5/2 - Ingesta de Bajas Calorías 2 Días a la Semana

El método 5/2 de ayuno intermitente implica comer normalmente durante 5 días de la semana, seguido por 2 días donde limitas tu ingesta a aproximadamente 600 calorías. Aunque este patrón no sigue el ciclo natural de alimentación del cuerpo, ofrece beneficios significativos para aquellos que buscan una pérdida de grasa rápida y ganancia de músculo. Es ideal para quienes no desean alterar demasiado su dieta habitual.

· · ·

Sin embargo, es crucial entender que 'comer normalmente' no significa consumir alimentos poco saludables sin restricciones. Durante los 5 días de ingesta regular, se debe mantener una dieta equilibrada y nutritiva. Este método puede ser especialmente atractivo para aquellos que buscan flexibilidad en su plan de ayuno, permitiendo una transición más suave hacia la pérdida de peso y el mejoramiento de la composición corporal. A pesar de sus desventajas, como la alteración de los patrones naturales de alimentación, el 5/2 puede ser una opción efectiva para lograr objetivos específicos de salud y forma física.

El secreto del método 5/2 radica en elegir consistentemente tus días de ayuno cada semana y mantener un enfoque constante y disciplinado. Es recomendable que los hombres limiten su ingesta a 600 calorías y las mujeres a 500 en los días de ayuno. Una estrategia efectiva puede ser espaciar estos días, como ayunar los martes y viernes, mientras comes normalmente en los demás días. Esto ayuda a integrar el ayuno en tu rutina, haciéndolo sentir más natural y sostenible.

El método 5/2 es particularmente conveniente para aquellos con agendas apretadas, ya que solo requiere planificar dos comidas de bajo contenido calórico por semana. Sin embargo, recuerda que, más allá de contar calorías, es crucial llevar un registro completo que incluya tu alimentación, tus cambios de humor y cómo te sientes físicamente. Esta práctica te ayudará a evaluar no solo el éxito de la dieta en términos de pérdida de peso, sino también su impacto en tu bienestar general. La atención al balance nutricional y al monitoreo de tu salud emocional y física es esencial para determinar si este método de ayuno intermitente es realmente el más adecuado para ti.

Métodos 4/3 y 5/2

Estos métodos de ayuno intermitente involucran mantener una dieta saludable durante 4 o 5 días de la semana, seguido de 2 o 3 días donde reduces tu ingesta calórica a entre 500 y 700 calorías. Para los hombres, la ingesta normal es de alrededor de 2500 calorías diarias y para las mujeres, 2000. La clave de estos planes es comer de manera moderada en tus días 'libres' y no excederse, manteniendo un equilibrio saludable.

Los beneficios reportados de estos métodos son notables. Entre ellos se incluyen la mejora de la resistencia a la insulina, lo cual es especialmente beneficioso para personas con diabetes; una reducción en la frecuencia de arritmias cardíacas; y el alivio de síntomas de la menopausia como los sofocos. Estudios han demostrado resultados prometedores, como una pérdida de grasa promedio de 4 kilos sin afectar negativamente la masa muscular. Además, se observaron mejoras en los niveles de colesterol LDL ('malo'), reducción en la presión arterial y una disminución del 20% en los triglicéridos, lo que a su vez lleva a una reducción del 40% en los niveles de leptina.

Si bien estos resultados son alentadores, es importante resaltar que cada individuo puede experimentar efectos diferentes. Para obtener una guía más específica y adaptar estos métodos a tus necesidades personales, siempre es recomendable consultar a un profesional de la salud.

Comparación entre 4/3 y 5/2

¡Vamos allá! La principal diferencia entre los planes 4/3 y 5/2 radica en su nivel de restricción. El método 4/3 es más exigente, ya que incluye más días de ayuno a la semana, lo que implica una mayor limitación en la ingesta de alimentos, especialmente azúcares y comidas procesadas, en los días no ayuno. Esto es crucial porque en los días de ayuno tu cuerpo está optimizado para quemar más grasa, y consumir alimentos poco saludables puede contrarrestar este beneficio.

. . .

Sɪ ʙɪᴇɴ ᴇʟ 4/3 es más desafiante, también puede ofrecer resultados más rápidos. Sin embargo, es importante recordar que la calidad de la comida en tus días de alimentación normal es tan importante como los días de ayuno. Una dieta equilibrada, rica en nutrientes esencial es clave para mantener tu salud y optimizar los resultados.

Sɪ ᴇsᴛás ᴄoɴsɪᴅᴇʀᴀɴᴅo el método 4/3, prepárate para un compromiso más riguroso, pero también para potencial-mente mayores recompensas. Por otro lado, el 5/2 ofrece una flexibilidad un poco mayor y puede ser una opción más sostenible a largo plazo. Sea cual sea el método que elijas, recuerda que la consistencia, un enfoque equilibrado y escu-char a tu cuerpo son fundamentales para el éxito y el bienestar a largo plazo.

Como mencioné anteriormente, es vital que en los días en los que tienes libertad para comer lo que desees, evites sobrecargarte y consumir más calorías de las necesarias. Aunque puede ser tentador compensar por los días de ayuno, es importante mantener un enfoque equilibrado. Con el tiempo, notarás que tu cuerpo se acostumbra a este patrón de alimentación y no experimentarás tanta hambre como en los primeros días.

. . .

Tanto en el plan 5/2 como en el 4/3, es fundamental recordar que los días de no ayuno no son una invitación al exceso. En lugar de ver estos días como una oportunidad para 'recuperar el tiempo perdido', es mejor enfocarlos como una continuación de tu compromiso con una alimentación saludable y consciente. Durante el período inicial, cuando te estés adaptando al ayuno intermitente, puede ser útil planificar tus comidas con antelación y asegurarte de que sean nutritivas y satisfactorias, para evitar caer en la trampa de comer en exceso. Este enfoque te ayudará a lograr un equilibrio que beneficie tanto a tu salud como a tus objetivos de ayuno.

Segundo Método: La Dieta 16/8 (Ayunando por 16 Horas al Día)

La dieta 16/8 se ha convertido en una de las formas más populares de ayuno intermitente, principalmente por su facilidad de implementación y la efectividad en lograr resultados significativos. Esta dieta implica una ventana de alimentación de 8 horas seguida por un período de ayuno de 16 horas. Por ejemplo, podrías optar por comer tus comidas entre las 12 pm y las 8 pm, y ayunar desde las 8 pm hasta el mediodía del día siguiente. Esta estructura permite a muchas personas adaptarse más fácilmente al ayuno intermitente, ya que pueden incluir sus comidas principales dentro del período de 8 horas y, por lo general, solo tienen que omitir una comida, como el desayuno.

UNA DE LAS claves de la dieta 16/8 es la flexibilidad en la planificación de las comidas. Puedes ajustar la ventana de alimentación según tu horario y preferencias personales, lo que hace que sea más fácil de mantener a largo plazo. Además, al concentrar tus comidas en un período específico, puedes facilitar la digestión y mejorar tu metabolismo. Sin embargo, es importante recordar que, incluso dentro de la ventana de alimentación, se debe mantener una dieta equilibrada y nutritiva. Aunque es una de las formas más accesibles de ayuno intermitente, como cualquier dieta, la 16/8 requiere compromiso y una planificación cuidadosa para asegurarse de que todas tus necesidades nutricionales estén siendo satisfechas.

DURANTE LAS 8 horas de la ventana de alimentación en la dieta 16/8, es esencial no solo adherirse a este horario, sino también planificar cuidadosamente tus comidas para maximizar los beneficios nutricionales. Por ejemplo, podrías comenzar con tu primera comida a las 12 del mediodía, tener un snack o una comida más ligera a las 15 horas, y finalizar con la cena alrededor de las 20 horas. Este esquema es solo una guía y puede ajustarse según tus necesidades y rutina diaria.

. . .

LO MÁS IMPORTANTE es asegurarse de que estas comidas estén bien balanceadas y contengan una variedad de nutrientes esenciales. Incluye proteínas, carbohidratos saludables, grasas buenas, y una abundancia de frutas y verduras. Además, es fundamental controlar las porciones para evitar el exceso de calorías, lo cual es clave para el éxito de cualquier plan de alimentación.

RECUERDA que la flexibilidad es una de las ventajas del ayuno intermitente. Aunque es útil tener un horario fijo, no dudes en modificarlo para que se adapte mejor a tu estilo de vida, siempre manteniendo el enfoque en una alimentación saludable y equilibrada dentro de la ventana de 8 horas.

¿POR QUÉ FUNCIONA el método 16/8?

LA CLAVE de su efectividad reside en su alineación con los ritmos naturales del cuerpo. Desde la cena a las 20 horas hasta las 12 horas del día siguiente, estás en ayuno. Durante gran parte de estas 16 horas estarás durmiendo, lo que facilita el manejo del hambre, especialmente en las etapas iniciales del ayuno. Esta sincronización con el ciclo normal de sueño-vigilia hace que el método 16/8 sea uno de los enfoques más naturales y fáciles de adaptar dentro del ayuno intermitente.

EN CUANTO A LOS BENEFICIOS FISIOLÓGICOS, este período prolongado sin ingesta de alimentos permite que tu cuerpo complete la digestión y comience procesos metabólicos esenciales que solo ocurren en estado de ayuno, como la reparación celular y la mejora en la eficiencia energética.

ADEMÁS, como mencioné anteriormente, es altamente recomendable complementar este método de ayuno con ejercicio regular. No solo te ayudará a maximizar la pérdida de grasa, sino que también mejorará tu tono muscular y tu salud general. La actividad física puede variar según tus preferencias personales y tu nivel de condición física; puede incluir desde caminatas rápidas y yoga hasta entrenamiento de fuerza y cardio. Lo importante es encontrar una forma de ejercicio que disfrutes y que puedas incorporar de manera consistente en tu rutina.

TERCER MÉTODO: **Ayunar por 24 Horas Dos Veces por Semana**

. . .

EL TÍTULO de este método puede sonar intimidante, pero en realidad, es más manejable de lo que parece. Esta técnica de ayuno intermitente consiste en pasar 24 horas sin comer en dos días no consecutivos a lo largo de la semana, mientras mantienes una ingesta calórica regular durante los otros cinco días.

PARA IMPLEMENTAR este método de manera efectiva, es importante elegir días de ayuno que encajen bien con tu horario y compromisos. Por ejemplo, podrías ayunar desde el desayuno de un día hasta el desayuno del día siguiente, asegurándote de que los días seleccionados no interfieran con eventos sociales o actividades que requieran mucha energía.

AUNQUE AYUNAR durante 24 horas puede parecer un reto, es una oportunidad para que el cuerpo se enfoque en procesos de reparación y renovación celular. Durante los días de ingesta normal, es crucial enfocarse en una dieta equilibrada y nutritiva para proporcionar a tu cuerpo los nutrientes necesarios para estos días de descanso alimentario.

ES NORMAL ENFRENTAR DESAFÍOS, especialmente al inicio, como el manejo del hambre o la tentación de comer en exceso en los días no ayuno. Planificar comidas nutritivas y mantenerse hidratado son claves para manejar estos retos. Recuerda, la consistencia y la adaptación gradual son fundamentales para acostumbrarse a este método y disfrutar de sus beneficios a largo plazo.

Tercer Método: **Ayunar por 24 Horas Dos Veces por Semana**

AUNQUE EL NOMBRE de este método puede parecer intimidante, es más accesible de lo que parece. Consiste en seleccionar dos días a la semana para ayunar durante 24 horas, manteniendo una alimentación regular durante los otros cinco días.

EJEMPLO DE PLANIFICACIÓN:

Podrías cenar a las 18 horas y luego no volver a comer hasta las 18 horas del día siguiente. De manera similar, puedes optar por un desayuno abundante y luego esperar hasta el desayuno del día siguiente para comer de nuevo. Durante este período de 24 horas, es crucial no consumir alimentos, manteniéndote firme y disciplinado.

Es importante recalcar que en los días no ayuno, debes enfocarte en una alimentación equilibrada y nutritiva para compensar el ayuno y mantener tu cuerpo bien abastecido. Además, durante el período de ayuno, es esencial mantenerse hidratado, bebiendo agua o infusiones sin calorías.

EL MANEJO del hambre y la fortaleza mental son claves para este método. Estrategias como mantenerse ocupado, practicar la atención plena y recordar los motivos por los que estás ayunando pueden ser útiles. Esta forma de ayuno intermitente no solo desafía tu cuerpo, sino también tu mente, y con el tiempo, puede fortalecer tu autodisciplina y mejorar tu relación con la comida.

¿POR QUÉ FUNCIONA el ayuno de 24 horas?

DURANTE UN PERÍODO de ayuno de 24 horas, tu cuerpo experimenta varios cambios fisiológicos beneficiosos. Este estado de ayuno activa hormonas clave en la quema de grasas y puede proporcionar un impulso en tu metabolismo, lo que se traduce en un aumento de energía. Además, el ayuno puede ayudar a reducir la inflamación en las articulaciones y favorecer la desintoxicación interna, lo que revitaliza el cuerpo. Otro beneficio notable es la mejora en la memoria y la concentración, gracias a los efectos del ayuno en la función cerebral.

· · ·

PARA INCORPORAR este método de manera efectiva y segura, es aconsejable comenzar con períodos de ayuno más cortos y aumentar gradualmente su duración. Por ejemplo, podrías empezar ayunando durante 15 horas y, semana tras semana, ir incrementando este tiempo. Esto permite que tu cuerpo se acostumbre al ayuno prolongado. Lanzarse directamente a un ayuno de 24 horas puede ser un desafío considerable, por lo que un enfoque gradual es más recomendable y efectivo. Este proceso gradual no solo facilita la adaptación física, sino que también prepara mentalmente, ayudando a manejar mejor el hambre y los cambios en la rutina alimentaria.

MÉTODO AVANZADO 1: El Ayuno Extremo

ESTE MÉTODO avanzado de ayuno intermitente es, como su nombre indica, más intenso y no se recomienda para principiantes. Durante el día, consiste en consumir pequeñas porciones de vegetales y frutas, manteniendo un bajo consumo calórico. Luego, al final del día, se permite una comida grande y rica en calorías. Este patrón se asemeja en cierta medida a la dieta paleolítica, que se basa en alimentos en su estado más natural.

¿POR QUÉ SE CONSIDERA EXTREMO? Principalmente porque implica un ayuno prolongado durante el día antes de una cena copiosa que dura aproximadamente 4 horas. Es fundamental entender que este método puede ser exigente para el cuerpo y la mente, y por ello se debe abordar con cautela y preferiblemente bajo supervisión médica.

Como en cualquier plan de ayuno intermitente, la actividad física es un complemento esencial. Se recomiendan sesiones de ejercicio que varíen entre 20 y 45 minutos para mantener un equilibrio saludable. Sin embargo, debido a la naturaleza extrema de este método, es importante escuchar a tu cuerpo y ajustar tanto la dieta como la rutina de ejercicios según sea necesario. Antes de adoptar este método, se aconseja encarecidamente consultar con un profesional de la salud para asegurar que sea adecuado y seguro para ti.

Ejemplo de Implementación del Ayuno Extremo:

Siguiendo con el método de 'ayuno extremo' descrito anteriormente, aquí te presento un ejemplo de cómo podrías estructurarlo en tu semana. Si decides comenzar un lunes, ese día puedes alimentarte de manera regular, sin restricciones calóricas particulares. Luego, el martes, te limitarías a consumir solo 600 calorías a lo largo del día. Este patrón de alternancia entre un día de alimentación normal y un día de restricción calórica se repetiría durante toda la semana.

. . .

En los días de 600 calorías, es importante enfocarse en alimentos densos en nutrientes que te proporcionen la mayor cantidad de vitaminas, minerales y proteínas en una cantidad limitada de calorías. Esto podría incluir verduras de hoja verde, frutas con bajo contenido de azúcar, y proteínas magras. En tus días de alimentación regular, sigue una dieta balanceada y saludable, asegurándote de incluir una variedad de alimentos para satisfacer todas tus necesidades nutricionales.

Es crucial recordar que este método puede ser exigente y debe abordarse con cautela. Siempre es recomendable consultar con un profesional de la salud antes de comenzar cualquier régimen de ayuno, especialmente uno que involucre restricciones calóricas significativas.

Uno de los beneficios más significativos del ayuno alternado es su capacidad para 'resetear' tu metabolismo. Este proceso ocurre porque el cuerpo se adapta a un patrón de alimentación variable, lo que puede mejorar la eficiencia metabólica. Sin embargo, aunque este método puede ser efectivo, generalmente se recomienda utilizarlo durante períodos cortos, especialmente cuando se buscan resultados rápidos en términos de pérdida de peso y ganancia muscular. Adaptarse a este estilo de ayuno puede tomar unos 10 días, pero es importante no prolongarlo excesivamente.

Como con todos los métodos que he mencionado, es crucial llevar un seguimiento de tu salud y estado de ánimo durante el proceso. Esta práctica te ayudará a evaluar si el ayuno alternado está siendo efectivo y si se ajusta adecuadamente a tu estilo de vida. Recuerda, el objetivo no es pasar hambre, sino reducir conscientemente la ingesta de calorías con un propósito claro: mejorar tu salud y alcanzar tus metas de bienestar físico.

Mantener una dieta equilibrada en los días de alimentación normal es esencial para asegurar que tu cuerpo reciba todos los nutrientes necesarios. Además, es recomendable consultar con un profesional de la salud antes de comenzar cualquier régimen de ayuno para garantizar que sea seguro y adecuado para tus necesidades y condiciones de salud particulares.

Método Avanzado 3: La Dieta del 36/1

El método 36/1 es una variante más intensa del ayuno intermitente, similar en concepto al 16/8 pero con un período de ayuno significativamente más largo. En esta modalidad, disfrutas de un día 'libre' donde puedes comer lo que desees, seguido de un ayuno prolongado de 36 horas.

LA ESTRUCTURA típica de este método podría ser la siguiente: durante cinco días (de lunes a viernes), mantienes una ingesta calórica regular y equilibrada. Luego, en el sexto día, tienes un día libre para comer lo que quieras. Después de este día, comienzas un período de ayuno que se extiende hasta 36 horas.

EJEMPLO DE PLANIFICACIÓN: Por ejemplo, podrías seguir tu dieta habitual de lunes a viernes. El sábado sería tu día libre para comer libremente, comenzando desde las 8 am hasta las 8 pm. Después, iniciarías tu ayuno a partir de las 8 pm del sábado, continuándolo hasta el lunes por la mañana.

DEBIDO a la duración del ayuno en este método, es fundamental prepararse adecuadamente, asegurándote de que tu cuerpo reciba todos los nutrientes necesarios durante los días de alimentación. Además, debido a la intensidad de un ayuno de 36 horas, es altamente recomendable consultar con un profesional de la salud antes de intentar este método para garantizar que sea seguro y adecuado para tu situación particular. Durante el período de ayuno, es crucial prestar atención a tu bienestar general, manteniéndote hidratado y escuchando las señales de tu cuerpo.

AUNQUE EL AYUNO sea de 36 horas, es importante mantenerse hidratado. Se permite el consumo de bebidas sin calorías, como agua, café y té sin azúcar. Sin embargo, la hidratación debe ser una prioridad durante este período.

COMO MENCIONÉ con los otros métodos avanzados, este tipo de ayuno se recomienda solo para quienes tienen experiencia previa con el ayuno intermitente. Es esencial conocer bien cómo reacciona tu cuerpo, cómo afecta tu estado de ánimo, y tener experiencia en la planificación de comidas y snacks adecuados para los días de ayuno y de ingesta calórica reducida. Este método puede ser efectivo para objetivos a corto plazo, pero no se recomienda como una estrategia a largo plazo.

Es fundamental prestar especial atención a tu salud física y mental durante un ayuno de 36 horas. Si experimentas efectos adversos, es importante interrumpir el ayuno. Además, al finalizar el período de ayuno, es crucial reintroducir alimentos de manera gradual y equilibrada, enfocándose en comidas nutritivas y de fácil digestión para facilitar la transición de vuelta a una alimentación normal. Siempre consulta con un profesional de la salud antes de intentar un ayuno de esta duración para asegurarte de que es seguro y adecuado para ti.

La práctica del ayuno de 36 horas, conocido como el método 36/1, requiere no solo un fuerte compromiso, sino también una planificación cuidadosa y un enfoque consciente de la alimentación. Este método implica un desafío significativo, no solo físico sino también mental, y es crucial abordarlo con un entendimiento claro de sus implicaciones y con estrategias para manejarlo de manera efectiva.

Preparación para el Ayuno de 36 Horas:

Antes de iniciar un período de ayuno de 36 horas, es importante preparar tanto tu cuerpo como tu mente. Esto significa asegurarse de que los días previos al ayuno estés consumiendo comidas nutritivas y balanceadas, ricas en vitaminas, minerales, proteínas de alta calidad y grasas saludables. Este enfoque te ayudará a almacenar los nutrientes necesarios para el período de ayuno.

Durante el Ayuno:

Durante el ayuno, como se mencionó anteriormente, se permite la ingesta de bebidas sin calorías. Estas bebidas pueden ayudar a manejar el hambre y mantener el cuerpo hidratado. Beber agua regularmente es crucial, y las bebidas como el té o café sin azúcar pueden ofrecer cierto alivio si se experimenta fatiga o dolor de cabeza, síntomas comunes en los primeros intentos de ayuno prolongado.

Es IGUALMENTE importante estar atento a cómo te sientes durante el ayuno. Si experimentas síntomas como mareos, debilidad extrema o confusión, es vital consultar a un profesional de la salud. Estos podrían ser signos de que tu cuerpo no está respondiendo bien al ayuno extendido.

ROMPIENDO EL AYUNO:

Al finalizar el período de ayuno, es crucial reintroducir alimentos de manera gradual. Comienza con alimentos ligeros y fáciles de digerir, como caldos, yogur y frutas. Evita comer comidas grandes y pesadas inmediatamente después del ayuno, ya que esto puede ser un shock para el sistema digestivo. Durante los siguientes días, vuelve a una alimentación normal y balanceada, observando cómo tu cuerpo responde.

MONITOREO Y AJUSTES:

Es esencial llevar un registro de cómo te sientes durante y después del ayuno. Esto incluye no solo tu respuesta física sino también tus emociones y estado mental. El ayuno puede ser una experiencia reveladora, pero también desafiante. Asegúrate de ajustar tus hábitos de ayuno basándote en tus experiencias y en cómo reacciona tu cuerpo.

Consideraciones Finales:

Dada la intensidad del ayuno de 36 horas, es recomendable que solo lo intenten personas con experiencia previa en ayuno intermitente y que estén en buena salud general. Siempre consulta con un profesional de la salud antes de comenzar este tipo de ayuno, especialmente si tienes condiciones médicas preexistentes.

En resumen, el método 36/1, aunque desafiante, puede ser una herramienta poderosa para la mejora de la salud y el bienestar. Sin embargo, debe abordarse con respeto, preparación y cuidado, siempre priorizando tu salud y seguridad.

4

RECETAS DE COMIDAS QUE TE DARÁN RESULTADOS

E l enfoque de este capítulo es proporcionar recetas y sugerencias de comidas que complementen efectivamente los métodos de ayuno intermitente que hemos explorado. Es importante recordar que, aunque el ayuno intermitente implica períodos de no ingesta, las comidas que consumes durante tus ventanas de alimentación deben ser nutritivas y balanceadas para mantener tu salud y energía.

. . .

DESAYUNO:

Aunque el ayuno intermitente a menudo recomienda saltarse el desayuno, si decides incluirlo, es esencial que sea ligero y nutritivo. Aquí tienes algunas opciones:

BATIDO VERDE: Combina espinacas, un plátano pequeño, proteína en polvo (opcional), y leche de almendras o agua. Este batido te proporcionará energía sin sobrecargar tu sistema digestivo.

AVENA CON FRUTAS: La avena cocida con agua o leche de almendras, adornada con frutas frescas como bayas o rodajas de manzana, es una opción nutritiva que te mantendrá saciado.

ALMUERZO:

El almuerzo debe ser una comida que te satisfaga pero que no te haga sentir pesado. Aquí hay una idea:

SOPA DE POLLO LIGERA: Prepara una sopa con caldo de pollo, zanahorias, apio, y pollo desmenuzado. Acompáñala con una porción de fruta fresca, como una mandarina o naranja, para obtener una dosis de vitaminas y antioxidantes.

CENA:

La cena debe ser una comida equilibrada que incluya proteínas, carbohidratos y grasas saludables:

PECHUGA DE POLLO AL LIMÓN: Cocina una pechuga de pollo a la plancha con un toque de jugo de limón, ajo, y hierbas. Sirve con una guarnición de verduras al vapor o una ensalada mixta.

SNACKS:

Si sientes hambre entre comidas, opta por snacks saludables y bajos en calorías:

ZANAHORIAS O APIO: Estos vegetales son perfectos para picar entre comidas, ya que son bajos en calorías y ricos en fibra.

FRUTAS SECAS: Opta por chips de manzana o plátano secos sin azúcar añadida. Son una excelente opción para un snack dulce y nutritivo.

. . .

Consejos Adicionales:

Mantén un equilibrio entre proteínas, carbohidratos y grasas saludables en cada comida.

Bebe mucha agua a lo largo del día para mantenerte hidratado.

Ajusta las porciones según tus necesidades energéticas y tu plan de ayuno intermitente.

Experimenta con hierbas y especias para dar sabor a tus comidas sin añadir calorías extras.

Recuerda que la variedad y el equilibrio en tu dieta son claves para mantener la motivación y asegurar que tu cuerpo reciba todos los nutrientes necesarios para apoyar tu estilo de vida activo y saludable.

Variaciones en el Plan de Comidas para Ayuno Intermitente

Para mantener tu dieta interesante y nutritiva mientras practicas el ayuno intermitente, es útil tener varias opciones de comidas. Aquí te presento una variación al plan de comidas que te proporcioné anteriormente.

DESAYUNO:

Si decides incluir el desayuno en tu rutina, aquí tienes una opción alternativa:

TOSTADAS DE AGUACATE: Tosta una o dos rebanadas de pan integral y úntalas con aguacate. Añade un poco de sal, pimienta y unas gotas de limón. Puedes agregar un huevo cocido o revuelto para obtener proteína adicional.

ALMUERZO:
Para un almuerzo ligero pero satisfactorio, prueba esta opción:

ENSALADA DE ATÚN: Mezcla atún en conserva (en agua) con un poco de mayonesa ligera o yogur griego, apio picado, y cebolla roja. Sírvelo sobre una cama de hojas verdes mixtas y adorna con rodajas de tomate.

CENA:
Una cena balanceada es clave para terminar el día:

SALMÓN AL HORNO CON VERDURAS: Hornea un filete de salmón con limón, ajo y hierbas. Acompáñalo con una mezcla de verduras asadas como brócoli, zanahorias y calabaza.

SNACKS:

Los snacks saludables son importantes para mantener la energía entre comidas:

Hummus con Vegetales: **Prepara o compra hummus y úsalo como dip para tiras de pimiento, pepino y zanahorias.**

Yogur Griego con Nueces y Miel: Un pequeño bol de yogur griego natural con un puñado de nueces y un toque de miel es un snack rico en proteínas y grasas saludables.

Consejos **Adicionales para el Plan de Comidas:**

En los días de ayuno, enfócate en mantener tu mente y cuerpo ocupados para distraerte del hambre.

Considera la preparación de comidas al principio de la semana para ahorrar tiempo y asegurarte de que tus comidas sean saludables y balanceadas.

Experimenta con diferentes tipos de proteínas, como legumbres, tofu o pescado, para añadir variedad a tu dieta.

Escucha a tu cuerpo y ajusta las porciones y los tipos de alimentos según tus necesidades y respuestas individuales.

Al variar tu dieta y mantenerla interesante y nutritiva, podrás sostener el ayuno intermitente de manera más efectiva y disfrutar de los beneficios a largo plazo para tu salud y bienestar.

Paso a Paso: Plan Importante para que el Ayuno Intermitente Sea Efectivo

El éxito en el ayuno intermitente se basa en una planificación cuidadosa y una rutina equilibrada que incluye ejercicio, alimentación consciente y apoyo emocional. Aquí te ofrezco un plan detallado para optimizar tu experiencia con el ayuno intermitente:

1. Establece una Rutina de Ejercicios Complementaria:

Encuentra un tipo de ejercicio que disfrutes y que se complemente con tu plan de ayuno. El cardio es una opción popular, pero también puedes incluir entrenamiento de fuerza, yoga o caminatas.

Intenta programar tus sesiones de entrenamiento durante tus ventanas de alimentación para maximizar la energía y la recuperación.

· · ·

2. Planifica Tus Comidas Cuidadosamente:

DEDICA TIEMPO cada semana para planificar tus comidas. Esto incluye decidir qué y cuándo vas a comer durante tus días de alimentación.

Prepara comidas y snacks saludables de antemano para evitar la tentación de comer alimentos no saludables.

3. Encuentra un Compañero de Ayuno:

AL IGUAL que en el gimnasio, tener un compañero de ayuno puede proporcionar una motivación y apoyo valiosos.

Compartan sus experiencias, desafíos y consejos para mantenerse mutuamente en el camino correcto.

4. Mantente Ocupado en los Días de Ayuno:

PLANIFICA ACTIVIDADES o tareas para mantener tu mente ocupada y alejada de pensar constantemente en la comida.

Actividades como leer, trabajar en proyectos personales, o incluso salir a pasear pueden ser útiles para distraerte.

· · ·

5. Monitorea Tu Progreso y Ajusta Según Sea Necesario:

LLEVA un registro de cómo te sientes, qué tan bien estás manejando el hambre y tus niveles de energía.

Ajusta tu plan de ayuno y tus hábitos alimenticios según sea necesario, basándote en tu experiencia personal y en cómo responde tu cuerpo.

6. Escucha a Tu Cuerpo y Sé Flexible:

RECONOCE las señales de tu cuerpo y no fuerces el ayuno si no te sientes bien. La flexibilidad es clave.

Si un método en particular de ayuno intermitente no funciona para ti, no dudes en experimentar con otro hasta encontrar el que mejor se adapte a tus necesidades.

7. Consulta con Profesionales de la Salud:

CONSIDERA HABLAR con un nutricionista o un médico antes de empezar, especialmente si tienes condiciones médicas existentes.

Un profesional de la salud puede ofrecer orientación personalizada y asegurarse de que tu plan de ayuno sea seguro y efectivo.

Recuerda, el ayuno intermitente es una herramienta

poderosa, pero como cualquier cambio significativo en tu dieta y estilo de vida, debe abordarse con cuidado, atención y un enfoque equilibrado. Adapta el ayuno a tu vida, no tu vida al ayuno, y con el tiempo, podrás ver y sentir los resultados positivos de este enfoque.

Consejos Esenciales para Manejar con Éxito el Ayuno Intermitente:

Iniciar una nueva dieta siempre es un desafío que implica aprender y adaptarse a nuevos hábitos. Salir de tu zona de confort y modificar tu rutina diaria de manera significativa puede ser un gran paso. Por eso, quiero compartir contigo algunos consejos clave que te facilitarán alcanzar tus metas con el ayuno intermitente:

¡Paciencia es Clave! Como ya sabrás, cambiar tus hábitos alimenticios no es tarea fácil. Mi recomendación es que te tomes este proceso con calma. Permítete tiempo suficiente para que tu cuerpo se acostumbre al cambio. Si intentas apresurar el proceso, podrías encontrarte con que la dieta no produce los efectos deseados, lo que podría desmotivarte considerablemente. Empieza a tu propio ritmo, respetando las señales de tu cuerpo, y poco a poco acelera hacia el ritmo recomendado. Este enfoque paciente pero constante te llevará a lograr resultados notables.

ESCUCHA A TU CUERPO: En cada paso de este viaje, es esencial que escuches y respetes a tu cuerpo. Si un día particularmente te sientes con menos energía o más hambre, está bien ajustar tu plan de ayuno temporalmente. Este tipo de flexibilidad y autoconocimiento te ayudará a mantener una relación saludable con la comida y con el proceso de ayuno.

CELEBRA LOS PEQUEÑOS ÉXITOS: Cada día que sigues tu plan de ayuno, cada vez que eliges una comida saludable, estás dando un paso hacia tu objetivo. Celebra estos pequeños logros; son ellos los que construyen las grandes victorias.

RECUERDA, la transición a una nueva dieta, especialmente una que incluye el ayuno intermitente, es un viaje. Requiere tiempo, adaptación y, sobre todo, una actitud positiva. Con estos consejos en mente, estarás bien equipado para hacer de tu experiencia de ayuno intermitente un éxito rotundo.

CONSIDERACIONES Cruciales sobre el Ayuno Prolongado

. . .

DENTRO DE LOS numerosos consejos y estrategias que te comparto en este libro, uno de los más esenciales es la cautela frente al ayuno por períodos prolongados. Es fundamental entender que, aunque el ayuno intermitente busca acelerar el metabolismo para facilitar una pérdida de peso eficiente, excederse en la duración del ayuno puede ser contraproducente. Permitirme explicarte por qué:

EL EFECTO Contrario en el Metabolismo: La premisa detrás del ayuno intermitente es que, al alternar períodos de ingesta de alimentos con períodos de ayuno, estimulamos el metabolismo de nuestro cuerpo para que utilice las reservas de grasa como fuente de energía. Sin embargo, si el ayuno se extiende demasiado, el cuerpo puede interpretar esta falta prolongada de alimentos como una señal de emergencia. En respuesta, entra en un modo de 'supervivencia', una reacción biológica diseñada para protegernos en tiempos de escasez.

ALMACENAMIENTO DE CALORÍAS en Lugar de Quema: En este estado de supervivencia, el cuerpo se inclina a conservar energía, almacenando más calorías en lugar de quemarlas. Esto significa que, paradójicamente, un ayuno demasiado largo podría frenar tu pérdida de peso en lugar de acelerarla. Esto se debe a que el cuerpo, en su intento de protegerse, reduce la tasa metabólica y aumenta la eficiencia en el uso de las calorías disponibles.

. . .

LA IMPORTANCIA DEL EQUILIBRIO: Por lo tanto, la clave para un ayuno intermitente exitoso es encontrar el equilibrio adecuado. Un ayuno que sea lo suficientemente largo como para estimular la pérdida de peso, pero no tanto como para activar el mecanismo de supervivencia del cuerpo. La duración óptima de ayuno varía de una persona a otra, dependiendo de factores como el metabolismo individual, el nivel de actividad física y la composición corporal.

ESCUCHA A TU CUERPO y Ajusta tu Plan: Es esencial que escuches a tu cuerpo y observes cómo responde a diferentes duraciones de ayuno. Si notas signos de fatiga extrema, irritabilidad o una disminución notable en tu energía, puede ser un indicativo de que estás ayunando por demasiado tiempo. En este caso, sería prudente acortar los períodos de ayuno y evaluar cómo se siente tu cuerpo con este ajuste.

CONSULTA CON PROFESIONALES de la Salud: Antes de embarcarte en un régimen de ayuno intermitente, especialmente si planeas practicar ayunos más largos, es aconsejable hablar con un profesional de la salud. Ellos pueden proporcionarte una guía personalizada basada en tu salud y necesidades nutricionales.

. . .

EN RESUMEN, el ayuno intermitente es una herramienta poderosa para la pérdida de peso y el mejoramiento de la salud metabólica, pero debe abordarse con un enfoque informado y equilibrado. La moderación y el conocimiento de tu propio cuerpo son fundamentales para aprovechar al máximo los beneficios del ayuno, evitando al mismo tiempo sus posibles contratiempos.

5

CONCEPTOS IMPORTANTES - PROTEÍNAS, GRASAS Y CARBOHIDRATOS

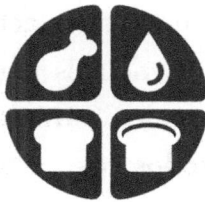

E n el mundo de la nutrición y el bienestar, tres macronutrientes juegan un papel crucial en el funcionamiento de nuestro cuerpo: las grasas, las proteínas y los carbohidratos. Cada uno de estos nutrientes tiene características únicas en cuanto a cómo son procesados por el cuerpo, cómo influyen en nuestras funciones corporales y cómo contribuyen a nuestra salud general. Es fundamental comprender cómo cada uno de estos macronutrientes actúa y cuál es su impacto tanto positivo como negativo en nuestro bienestar.

1. Carbohidratos: La Fuente Principal de Energía

Los CARBOHIDRATOS SON, en esencia, el combustible preferido de nuestro cuerpo. Se encuentran principalmente en los azúcares, fibras y almidones, y son abundantes en frutas, vegetales y productos lácteos como la leche y los quesos.

Su importancia radica en su papel en el funcionamiento del sistema nervioso central y la salud neuronal. Los carbohidratos no solo alimentan nuestras actividades físicas diarias, sino que también son esenciales para funciones cognitivas como la memoria y el estado de ánimo.

Sin embargo, no todos los carbohidratos son iguales. Mientras que los carbohidratos complejos, como los que se encuentran en los granos enteros y las verduras, proporcionan una liberación de energía más lenta y sostenida, los carbohidratos simples, como los azúcares refinados, pueden causar picos y caídas en los niveles de energía y glucosa en sangre.

2. Proteínas: El Constructor del Cuerpo

. . .

LAS PROTEÍNAS SON fundamentales para la construcción y reparación de tejidos en nuestro cuerpo. También son cruciales para procesos como la respuesta inmunitaria y la producción de hormonas y enzimas.

Se encuentran en una variedad de alimentos, incluyendo carnes, pescados, legumbres, nueces y productos lácteos. Las proteínas de alta calidad proporcionan los aminoácidos esenciales que nuestro cuerpo no puede producir por sí mismo.

Una ingesta adecuada de proteínas es particularmente importante si estás siguiendo un régimen de ayuno intermitente, ya que ayuda a mantener la masa muscular y a promover la saciedad.

3. Grasas: Nutrientes Esenciales y Fuente de Energía

A MENUDO MALENTENDIDAS, las grasas son esenciales para numerosas funciones corporales, incluyendo la absorción de vitaminas liposolubles y la protección de nuestros órganos.

Las grasas saludables, como las que se encuentran en el aceite de oliva, los frutos secos y el pescado graso, son beneficiosas para la salud del corazón y el cerebro.

Sin embargo, las grasas trans y saturadas, a menudo presentes en alimentos procesados y fritos, deben consumirse con moderación debido a su posible impacto negativo en la salud cardiovascular y el colesterol.

. . .

Integrando Macronutrientes en el Ayuno Intermitente:

En el contexto del ayuno intermitente, es vital equilibrar estos macronutrientes durante tus ventanas de alimentación. Asegúrate de incluir una variedad de carbohidratos, proteínas y grasas saludables en tus comidas para garantizar que tu cuerpo reciba todos los nutrientes necesarios para funcionar óptimamente. La comprensión y la correcta incorporación de estos macronutrientes pueden marcar una gran diferencia en la efectividad de tu dieta y en tu salud general.

En el mundo de la nutrición, los carbohidratos se clasifican comúnmente en dos categorías: simples y complejos. Esta distinción es crucial para comprender cómo diferentes tipos de carbohidratos afectan nuestro cuerpo y nuestro bienestar general.

1. Carbohidratos Simples:

Los carbohidratos simples, como su nombre lo indica, tienen una estructura molecular más sencilla. Esto se traduce en que el cuerpo los digiere y absorbe rápidamente.

Están compuestos principalmente por uno o dos azúcares, como la glucosa, la fructosa y la sacarosa. Los encuentras en alimentos como las frutas, la miel y los productos azucarados.

Sin embargo, no todos los carbohidratos simples son iguales. Mientras que la fruta, que contiene fructosa, también aporta fibra, vitaminas y minerales, los productos azucarados procesados pueden llevar a picos de glucosa en sangre y contribuir a problemas de salud a largo plazo como la diabetes tipo 2.

2. Carbohidratos Complejos:

Los CARBOHIDRATOS complejos tienen una estructura molecular más elaborada, compuesta por tres o más azúcares. Su complejidad hace que el cuerpo tarde más en descomponerlos y absorberlos, proporcionando una liberación más gradual de energía.

Alimentos ricos en carbohidratos complejos incluyen granos enteros, legumbres y vegetales ricos en almidón como el camote o batata. Estos alimentos no solo proporcionan energía, sino que también son importantes fuentes de fibra, vitaminas y minerales.

Su absorción más lenta ayuda a mantener estables los niveles de azúcar en la sangre y proporciona saciedad por más tiempo, lo cual es especialmente beneficioso para el control del peso y la salud metabólica.

. . .

Carbohidratos "Buenos" y "Malos":

Los carbohidratos "buenos" generalmente se refieren a aquellos que son complejos y ricos en nutrientes. Incluyen alimentos como el camote, quesos cottage, legumbres, cereales integrales y granos. Estos carbohidratos son beneficiosos por su aporte de fibra, vitaminas y su impacto positivo en la digestión y el metabolismo.

Por otro lado, los carbohidratos "malos" suelen ser aquellos simples y altamente procesados. Ejemplos comunes son las papas fritas, dulces, galletas y productos de pastelería. Estos alimentos son ricos en azúcares y grasas poco saludables, y su consumo excesivo puede llevar a problemas de salud como obesidad, diabetes y enfermedades cardíacas.

Integración en el Ayuno Intermitente:

En el contexto del ayuno intermitente, es vital equilibrar la ingesta de carbohidratos, prefiriendo los complejos sobre los simples. Esto asegura que tu cuerpo reciba una liberación constante de energía y nutrientes esenciales durante tus ventanas de alimentación.

La elección de carbohidratos complejos puede ayudar a maximizar los beneficios del ayuno intermitente, manteniéndote saciado por más tiempo y apoyando tus objetivos de salud a largo plazo.

En conclusión, comprender la diferencia entre carbohidratos simples y complejos y elegir sabiamente entre ellos es un aspecto fundamental de una dieta saludable y equilibrada. Esta elección consciente es especialmente importante en el ayuno intermitente, donde cada comida debe ser nutritiva y balanceada para apoyar tus periodos de ayuno y tus objetivos generales de bienestar.

EN NUESTRA VIDA COTIDIANA, es común que la mayoría de nosotros optemos por carbohidratos 'malos' en lugar de 'buenos'. Esto se debe, en gran medida, a la conveniencia: los alimentos procesados y de rápida preparación suelen estar cargados de carbohidratos simples que son fáciles de consumir, pero no siempre son los más saludables. Por otro lado, los carbohidratos 'buenos', generalmente más saludables y nutritivos, requieren más tiempo y esfuerzo en la cocina, y a menudo son vistos como demasiado específicos o complicados para una rutina diaria ajetreada.

EL PROBLEMA de Generalizar en las Dietas Bajas en Carbohidratos:

. . .

Muchas dietas bajas en carbohidratos cometen el error de agrupar todos los carbohidratos en una misma categoría, sin diferenciar entre los 'buenos' y los 'malos'. Sin embargo, como se mencionó anteriormente, los carbohidratos son esenciales para el funcionamiento óptimo del cuerpo.

Los carbohidratos complejos, considerados 'buenos', son fundamentales porque proporcionan una fuente sostenida de energía, son ricos en nutrientes y ayudan a mantener el cuerpo fuerte y saludable. El cuerpo los almacena eficientemente para utilizarlos cuando se necesite energía.

La Reacción del Cuerpo a los Carbohidratos 'Malos':

En contraste, los carbohidratos 'malos', generalmente altos en azúcares refinados y bajos en valor nutricional, tienen un impacto diferente en el organismo. Se transforman rápidamente en azúcar en el cuerpo, lo que puede causar picos en los niveles de glucosa en sangre y una respuesta insulínica más intensa.

Consumir estos carbohidratos de manera regular y en grandes cantidades incrementa significativamente el riesgo de desarrollar problemas de salud como la diabetes tipo II. Esto se debe a la sobrecarga de azúcar que estas comidas aportan, lo cual puede alterar la capacidad del cuerpo para manejar la glucosa de manera efectiva.

Estrategias para Mejorar la Ingesta de Carbohidratos:

. . .

PARA ASEGURARTE de que estás consumiendo los carbohidratos adecuados, planifica tus comidas con anticipación y dedica tiempo a preparar alimentos que sean ricos en carbohidratos complejos. Esto podría incluir comidas a base de granos integrales, legumbres, frutas y verduras.

Intenta incorporar una variedad de fuentes de carbohidratos complejos en tu dieta para asegurarte de obtener un espectro completo de nutrientes. Experimenta con recetas que utilicen estos ingredientes de maneras creativas y sabrosas.

Evita los alimentos procesados que contienen altos niveles de azúcares refinados y grasas trans, optando en su lugar por opciones más saludables y naturales.

LA ELECCIÓN consciente de carbohidratos en nuestra dieta no solo influye en nuestro peso y salud metabólica, sino también en nuestra energía y bienestar general. Diferenciar entre carbohidratos 'buenos' y 'malos' y hacer elecciones alimenticias informadas es esencial para mantener un estilo de vida saludable, especialmente si estás practicando el ayuno intermitente. Adoptar un enfoque equilibrado y nutritivo hacia los carbohidratos puede ayudarte a alcanzar tus objetivos de salud de una manera más efectiva y sostenible.

. . .

AL ABORDAR el tema de las proteínas, nuestro segundo macronutriente esencial, entramos en un terreno fundamental para la salud y el funcionamiento óptimo del cuerpo. Las proteínas, compuestas por aminoácidos, juegan un papel crucial en prácticamente todos los aspectos de nuestra biología.

1. Importancia de las Proteínas:

EN EL CUERPO HUMANO, hay un total de 20 aminoácidos necesarios para mantener el correcto funcionamiento de diversos sistemas y estructuras, incluyendo órganos, músculos, pelo y uñas, que están mayormente compuestos de proteínas.

Las proteínas no solo son los bloques constructores de estos tejidos, sino que también regulan funciones vitales como el equilibrio hormonal, la respuesta inmunitaria, el proceso digestivo y la circulación arterial.

2. Aminoácidos Esenciales y No Esenciales:

DE LOS 20 aminoácidos requeridos por nuestro cuerpo, podemos sintetizar 11 internamente. Estos se conocen como aminoácidos no esenciales, ya que no necesitamos obtenerlos directamente de nuestra dieta.

Sin embargo, hay 9 aminoácidos que nuestro cuerpo no puede producir. Estos son conocidos como aminoácidos esenciales y deben ser adquiridos a través de los alimentos que consumimos. Estos aminoácidos esenciales incluyen: Lisina, Leucina, Treonina, Triptófano, Isoleucina, Metionina, Fenilalanina, Valina e Histidina.

3. Fuentes de Proteínas en la Dieta:

PARA ASEGURAR una ingesta adecuada de estos aminoácidos esenciales, es importante incluir en nuestra dieta una variedad de fuentes de proteínas. Estas pueden ser de origen animal, como carnes, pescados, huevos y productos lácteos, o de origen vegetal, como legumbres, nueces y ciertos granos.

La elección de proteínas de alta calidad es especialmente importante en el contexto del ayuno intermitente, donde cada comida debe ser nutricionalmente densa para compensar los períodos de no ingesta.

4. La Digestión de las Proteínas:

. . .

CUANDO CONSUMIMOS PROTEÍNAS, nuestro cuerpo las descompone en los aminoácidos constituyentes. Estos aminoácidos luego son utilizados en una variedad de procesos biológicos, desde la reparación y construcción de tejidos hasta la producción de enzimas y hormonas.

5. Consejos para una Ingesta Adecuada de Proteínas:

EQUILIBRA tus fuentes de proteínas entre las opciones animales y vegetales para obtener un espectro completo de aminoácidos esenciales.

Considera la cantidad y calidad de las proteínas en tu dieta, especialmente si estás involucrado en actividades físicas intensas o si sigues un plan de ayuno intermitente.

En conclusión, las proteínas son mucho más que un simple componente de nuestra dieta; son vitales para el correcto funcionamiento y mantenimiento de nuestro cuerpo. Una comprensión profunda de su importancia y la incorporación consciente de fuentes ricas en aminoácidos esenciales pueden marcar una diferencia significativa en tu salud general y en la eficacia de tus prácticas de ayuno inter-mitente.

PROFUNDICEMOS LO ANTERIOR DESCRITO:

. . .

AL PROFUNDIZAR en la importancia de las proteínas, nuestro segundo macronutriente vital, nos adentramos en un aspecto fundamental de la nutrición y el bienestar. Las proteínas, constituidas por aminoácidos, son esenciales para una multitud de funciones en el cuerpo humano.

1. Rol Integral de las Proteínas:

LAS PROTEÍNAS SON MUCHO MÁS que simples componentes de nuestros músculos y tejidos. Ellas son indispensables para el correcto funcionamiento de nuestros órganos, músculos, pelo y uñas. Pero su importancia va más allá de la mera estructura física.

Estos poderosos macronutrientes juegan un papel crucial en la regulación de las hormonas, el fortalecimiento del sistema inmunológico, el mantenimiento de un sistema digestivo saludable y la regulación de la circulación arterial.

2. Aminoácidos: Los Bloques Constructores de las Proteínas:

NUESTRO CUERPO NECESITA un total de 20 aminoácidos diferentes para funcionar correctamente. De estos, el cuerpo es capaz de producir 11, conocidos como aminoácidos no esenciales.

Sin embargo, hay 9 aminoácidos que el cuerpo no puede sintetizar por sí solo. Estos se conocen como aminoácidos esenciales y deben obtenerse a través de la dieta. Estos incluyen: Lisina, Leucina, Treonina, Triptófano, Isoleucina, Metionina, Fenilalanina, Valina e Histidina.

3. Importancia de los Aminoácidos Esenciales:

Estos aminoácidos esenciales son cruciales para numerosas funciones biológicas, desde la construcción de tejidos hasta la síntesis de hormonas y enzimas. Su ausencia puede llevar a deficiencias nutricionales y problemas de salud.

Una dieta equilibrada y rica en proteínas garantiza que recibamos estos aminoácidos esenciales. Fuentes de proteínas de alta calidad incluyen carnes, pescados, huevos, lácteos, legumbres, nueces y semillas.

4. Integración de las Proteínas en tu Dieta:

Es importante considerar la calidad y la variedad de las fuentes de proteínas. Incluir tanto proteínas animales como vegetales en tu dieta puede asegurar un balance adecuado de aminoácidos esenciales.

En el contexto del ayuno intermitente, la ingesta adecuada de proteínas es aún más crucial. Durante tus ventanas de alimentación, asegúrate de incluir proteínas de alta calidad para apoyar tus necesidades energéticas y nutricionales.

5. Consejos para una Ingesta Adecuada de Proteínas:

PRESTA ATENCIÓN a la combinación de alimentos para garantizar un aporte completo de aminoácidos esenciales, especialmente si sigues una dieta basada en plantas.

Considera hablar con un nutricionista para diseñar un plan de comidas que se ajuste a tus necesidades individuales, especialmente si tienes objetivos específicos relacionados con la salud, el fitness o el peso.

EN RESUMEN, las proteínas y los aminoácidos son mucho más que componentes básicos de los músculos y tejidos. Son fundamentales para prácticamente todos los aspectos del funcionamiento y la salud de nuestro cuerpo. Una comprensión detallada de su importancia y una integración cuidadosa de proteínas de alta calidad en tu dieta pueden ser decisivas para tu salud general y bienestar, especialmente al practicar el ayuno intermitente.

AL ADENTRARNOS en el estudio de las proteínas, es crucial entender la diferencia entre proteínas completas e incompletas, y cómo cada una contribuye a nuestra salud y bienestar general.

PROTEÍNAS COMPLETAS:

LAS PROTEÍNAS COMPLETAS CONTIENEN todos los 9 aminoácidos esenciales que el cuerpo no puede producir por sí mismo. Estas proteínas suelen provenir de fuentes animales y son vitales para numerosos procesos corporales.

Ejemplos de proteínas completas incluyen la carne, los huevos, el pescado y los productos lácteos. Estos alimentos proporcionan un espectro completo de aminoácidos esenciales, lo que los hace especialmente valiosos en dietas donde el objetivo es el mantenimiento o aumento de la masa muscular.

PROTEÍNAS INCOMPLETAS:

. . .

Por otro lado, las proteínas incompletas, generalmente derivadas de fuentes vegetales, carecen de uno o más de los aminoácidos esenciales. Sin embargo, esto no disminuye su importancia en una dieta equilibrada.

Algunos ejemplos son las legumbres, los frutos secos y los garbanzos. Aunque es cierto que los frutos secos deben consumirse con moderación debido a su alta densidad calórica, son una excelente fuente de grasas saludables y proteínas.

Combinando diferentes fuentes de proteínas incompletas (como arroz y frijoles) puedes obtener un perfil completo de aminoácidos esenciales.

Diversidad en la Ingesta de Proteínas:

No todas las proteínas son iguales. Por ejemplo, la proteína que se encuentra en un bistec de carne de res no es la misma que la de un filete de pollo. Por ello, la variedad en la ingesta de proteínas es crucial. Cada tipo de proteína ofrece un perfil único de aminoácidos y nutrientes.

Esta diversidad en las fuentes de proteínas asegura que tu cuerpo reciba un rango completo de aminoácidos y otros nutrientes necesarios para su funcionamiento óptimo.

Proteínas y Metabolismo:

. . .

LA CANTIDAD de proteínas que consumes tiene un impacto directo en tu capacidad para ganar músculo o perder peso. Un consumo insuficiente de proteínas puede forzar al cuerpo a descomponer sus propias proteínas musculares para obtener los aminoácidos necesarios.

Interesantemente, el músculo quema más calorías en reposo que la grasa. Por ejemplo, 5 kilos de músculo pueden quemar alrededor de 50 calorías al día, mientras que la misma cantidad de grasa quema solo 20 calorías. Esto ilustra la importancia de las proteínas en los procesos metabólicos y en la regulación del peso corporal.

CONCLUSIÓN: La comprensión de las diferencias entre proteínas completas e incompletas, y la incorporación de una variedad de fuentes de proteínas en tu dieta, son elementos clave para alcanzar tus objetivos de salud y fitness. Las proteínas no solo contribuyen a la construcción y reparación de tejidos, sino que también desempeñan un papel fundamental en el metabolismo y la gestión del peso. Asegurarse de obtener una cantidad adecuada y una variedad de proteínas puede marcar una gran diferencia en tu salud general, especialmente si estás involucrado en actividades físicas o sigues un régimen de ayuno intermitente.

. . .

LAS GRASAS, a menudo mal entendidas en el mundo de la nutrición, son en realidad un componente esencial de una dieta saludable. Su papel va mucho más allá de ser simplemente una fuente de energía; tienen funciones cruciales en varios procesos biológicos y fisiológicos de nuestro cuerpo.

1. Funciones Vitales de las Grasas:

LAS GRASAS SON una fuente densa de energía, proporcionando más del doble de energía por gramo en comparación con los carbohidratos o las proteínas.

Juegan un papel importante en el desarrollo y mantenimiento de las células, así como en el funcionamiento saludable del cerebro y otros órganos vitales.

Las grasas son esenciales para la absorción de vitaminas liposolubles, como las vitaminas E, D, K y A. Estas vitaminas son transportadas a través del torrente sanguíneo y son cruciales para la salud del sistema inmunológico, la coagulación de la sangre, la salud ósea y la función visual.

2. Tipos de Grasas: Saturadas y No Saturadas:

· · ·

LAS GRASAS se dividen en dos categorías principales: saturadas y no saturadas, diferenciadas por su estructura química y su impacto en la salud.

Grasas Saturadas: Se encuentran principalmente en productos animales como pollos con piel, cordero, cerdo y productos lácteos. Aunque estas grasas han sido asociadas con problemas de salud, como enfermedades cardíacas, son necesarias en cantidades moderadas para funciones corporales específicas.

Grasas No Saturadas: Son las consideradas más saludables. Se encuentran en alimentos como el aceite de oliva, los frutos secos y el pescado. Estas grasas contribuyen a mejorar la salud del corazón, reducir la inflamación y mantener niveles saludables de colesterol.

3. La Importancia de un Equilibrio:

MANTENER un equilibrio adecuado de grasas en la dieta es fundamental. Aunque las grasas saturadas deben consumirse con moderación, las no saturadas deben ser una parte importante de tu ingesta diaria.

Es importante recordar que no todas las grasas saturadas son necesariamente malas, y no todas las grasas no saturadas son automáticamente buenas. La clave está en la calidad y la cantidad.

4. Grasas y Metabolismo:

. . .

LAS GRASAS no solo sirven como una reserva de energía para el cuerpo, especialmente durante actividades físicas prolongadas, sino que también desempeñan un papel importante en el metabolismo.

La elección de grasas saludables puede influir positivamente en el metabolismo, apoyando la gestión del peso y la salud general.

LAS GRASAS SON un macronutriente esencial que merece ser comprendido y apreciado por sus numerosos beneficios para la salud. Integrar de manera inteligente tanto grasas saturadas como no saturadas en tu dieta puede contribuir significativamente a tu bienestar general. Especialmente si estás practicando el ayuno intermitente, es importante prestar atención a la calidad de las grasas que consumes, ya que tendrán un impacto directo en tu energía, tu salud y tu capacidad para alcanzar tus objetivos nutricionales y de estilo de vida.

EL PAPEL de las grasas en nuestra dieta es un tema de gran importancia y, a menudo, de malentendidos. Su complejidad las convierte en un macronutriente que puede ser tanto beneficioso como perjudicial, dependiendo de su tipo y de cómo las consumamos.

. . .

1. El Doble Filo de las Grasas:

Las grasas son esenciales para nuestra salud, pero es vital diferenciar entre las grasas saludables y las perjudiciales. Mientras que las grasas no saturadas son beneficiosas para el corazón y la salud general, las grasas saturadas y trans deben consumirse con cautela.

Un consumo excesivo de grasas perjudiciales puede llevar a problemas de salud, como enfermedades cardiovasculares y aumento de peso.

2. Calorías: La Unidad de Energía:

En cuanto a las calorías, estas se pueden describir como unidades de energía que nuestro cuerpo utiliza para funcionar. Similar a cómo un automóvil utiliza la gasolina, nuestro cuerpo utiliza las calorías para mantener nuestras funciones vitales, desde respirar hasta caminar.

Cada macronutriente - proteínas, carbohidratos y grasas - aporta una cantidad específica de calorías. Las grasas, en particular, son más densas en términos calóricos, proporcionando 9 calorías por gramo, en comparación con 4 calorías por gramo de proteínas y carbohidratos.

. . .

3. El Equilibrio Calórico y el Peso Corporal:

EL EQUILIBRIO calórico es clave para mantener un peso saludable. Si consumimos más calorías de las que 'gastamos', estas calorías adicionales se almacenan en el cuerpo, generalmente como grasa, lo que puede llevar a un aumento de peso a largo plazo.

Sin embargo, la simple reducción de calorías no siempre es efectiva para la pérdida de peso, ya que la calidad de las calorías y el tipo de macronutrientes que consumimos también juegan un papel crucial.

4. Ayuno Intermitente y Uso Eficiente de Calorías:

EN EL CONTEXTO del ayuno intermitente, la forma en que tu cuerpo utiliza las calorías cambia. Este método puede ayudar a que el cuerpo utilice las calorías de manera más eficiente.

Durante el ayuno, el cuerpo se ve obligado a acceder a las reservas de energía (grasa almacenada) para su funcionamiento, lo que puede llevar a una pérdida de peso efectiva y al mantenimiento o aumento de la masa muscular, dependiendo de tu rutina de ejercicios y tu dieta.

. . .

LAS GRASAS, como cualquier macronutriente, deben consumirse con un enfoque equilibrado y consciente. Entender cómo tu cuerpo procesa y utiliza las calorías es esencial para mantener un peso saludable y lograr tus objetivos de salud. En el ayuno intermitente, la gestión de las calorías y la calidad de los macronutrientes consumidos son aún más cruciales, ya que el cuerpo se adapta a un patrón de alimentación alterno y potencialmente más eficiente en términos metabólicos.

6

EJERCICIOS PARA COMPLEMENTAR EL AYUNO INTERMITENTE

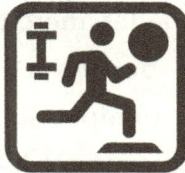

I ntegrar el ejercicio en tu régimen de ayuno intermitente puede parecer un desafío, especialmente bajo la creencia común de que entrenar en ayunas significa una falta de energía. Sin embargo, con un enfoque y una comprensión adecuados, el ejercicio en ayunas no solo es factible, sino que también puede ser tremendamente beneficioso.

. . .

Durante el ayuno, el cuerpo se adapta a utilizar las grasas almacenadas como fuente principal de energía. Esta adaptación puede resultar en una eficiencia mejorada en la quema de grasa, lo cual es un plus para aquellos que buscan perder peso o mejorar su composición corporal. No obstante, es crucial acercarse a este estilo de entrenamiento con precaución y consciencia, especialmente si estás acostumbrado a una rutina de ejercicio más intensa.

Al principio, es aconsejable comenzar con ejercicios de baja a moderada intensidad. Actividades como el yoga, caminar o el ciclismo ligero son excelentes opciones para mantenerse activo sin exigir demasiado al cuerpo. A medida que te familiarices con el ayuno, puedes incrementar gradualmente la intensidad y duración de tus entrenamientos. Muchos encuentran que, con el tiempo, su rendimiento en actividades de alta intensidad, como el levantamiento de pesas o HIIT, mejora notablemente.

La hidratación juega un papel crucial en este proceso. Asegúrate de beber suficiente agua antes, durante y después del ejercicio para mantener el rendimiento y evitar la deshidratación. Además, cuando no estés en ayunas, enfoca tu alimentación en consumir comidas nutritivas y equilibradas que apoyen tu actividad física. Esto incluye un buen balance de proteínas, carbohidratos y grasas para facilitar la recuperación y proveer energía.

EN ÚLTIMA INSTANCIA, lo más importante es escuchar a tu cuerpo. Si durante el ejercicio en ayunas experimentas síntomas como mareos o debilidad, es fundamental ajustar la intensidad del entrenamiento o considerar modificar tu plan de ayuno. El objetivo es encontrar un equilibrio que te permita disfrutar de los beneficios del ejercicio y del ayuno intermitente, sin comprometer tu bienestar.

1. Entendiendo la Energía Durante el Ejercicio en Ayunas:

EL CUERPO humano es increíblemente adaptable y puede utilizar diferentes fuentes de combustible. Durante el ayuno, el cuerpo se acostumbra a quemar grasas almacenadas como fuente de energía, lo que puede ser beneficioso durante el ejercicio.

Realizar actividades físicas en estado de ayuno puede, en realidad, aumentar la eficiencia en la quema de grasas y mejorar la resistencia metabólica.

2. Precauciones y Estrategias para el Ejercicio en Ayunas:

· · ·

Si tu rutina de ejercicio es intensa o de larga duración, es importante ajustar la intensidad y la duración de tus sesiones durante los primeros días de ayuno. Permite que tu cuerpo se adapte gradualmente al nuevo régimen energético.

Mantén una hidratación adecuada antes, durante y después del ejercicio. El ayuno no debe ser una excusa para descuidar la ingesta de líquidos.

3. Tipos de Ejercicio Recomendados:

Ejercicios de baja a moderada intensidad, como caminar, yoga suave o ciclismo ligero, pueden ser ideales para comenzar, especialmente si eres nuevo en el ayuno intermitente.

A medida que te acostumbras al ayuno, puedes incrementar gradualmente la intensidad de tus entrenamientos. Incluso, muchos encuentran que su rendimiento en ejercicios de alta intensidad, como el levantamiento de pesas o el entrenamiento intervalado de alta intensidad (HIIT), mejora con el tiempo.

4. Escuchando a tu Cuerpo:

Presta atención a cómo se siente tu cuerpo durante el ejercicio en ayunas. Si experimentas mareos, debilidad excesiva o cualquier otro malestar, es importante que modifiques tu entrenamiento o rompas el ayuno si es necesario.

Asegúrate de que tu ingesta de alimentos en las ventanas de alimentación sea nutritiva, incluyendo suficientes proteínas, carbohidratos y grasas para apoyar tus niveles de actividad.

El ejercicio es un complemento valioso para el ayuno intermitente, pero requiere un enfoque consciente y adaptativo. Al comprender cómo tu cuerpo responde al ejercicio en diferentes estados de alimentación y ayuno, puedes desarrollar una rutina que no solo sea efectiva, sino también segura y agradable. La clave es encontrar el equilibrio adecuado que funcione para tu cuerpo y tus objetivos de fitness, y estar dispuesto a ajustar tus hábitos de entrenamiento y nutrición según sea necesario.

La relación entre el tipo de ejercicio que realizas y tu régimen de ayuno intermitente es crucial para mantener un rendimiento óptimo y alcanzar tus metas físicas. Dependiendo de tu enfoque en el ejercicio, hay diferentes consideraciones a tener en cuenta para optimizar tus entrenamientos.

· · ·

Si te enfocas en entrenamientos de fuerza o actividades de alta intensidad, es esencial comprender el papel del glucógeno. Este compuesto es la forma en que tu cuerpo almacena azúcar en los músculos y el hígado, y actúa como tu principal fuente de combustible durante esfuerzos intensos. Durante los periodos prolongados de ayuno, como en un ayuno de más de 12 horas, es probable que tus reservas de glucógeno se agoten. En esta situación, tu cuerpo comienza a buscar otras fuentes de energía para sostener la actividad física.

En un estado de ayuno, tu cuerpo se inclina más hacia la quema de grasa como fuente de energía. Esto significa que, al ejercitarte durante los periodos de ayuno, puedes aumentar significativamente la quema de grasa. Sin embargo, hay un aspecto crucial a considerar: el cuerpo no solo utiliza la grasa como energía, sino que también puede recurrir a las proteínas de tus músculos, especialmente si no cuenta con suficiente grasa para satisfacer sus necesidades energéticas. Esto podría llevar a una pérdida de masa muscular si no se maneja adecuadamente.

Para mitigar el riesgo de pérdida muscular y mantener tu rendimiento durante los entrenamientos de alta intensidad, es importante tener en cuenta lo siguiente:

. . .

NUTRICIÓN POST-ENTRENAMIENTO: Asegúrate de consumir una comida rica en proteínas y carbohidratos después de tu entrenamiento para reponer las reservas de glucógeno y promover la recuperación muscular. Esto es especialmente importante si tu sesión de ejercicio ocurre al final de tu periodo de ayuno.

HIDRATACIÓN: Mantenerse bien hidratado es crucial, no solo para el rendimiento deportivo, sino también para facilitar el proceso de quema de grasa y la recuperación muscular.

EQUILIBRIO EN EL EJERCICIO: Considera incorporar una mezcla de entrenamientos de alta intensidad y actividades de baja intensidad como yoga o caminatas. Esto puede ayudar a mantener un equilibrio saludable y evitar el exceso de estrés en el cuerpo.

ESCUCHA A TU CUERPO: Presta atención a las señales de tu cuerpo. Si te sientes fatigado o débil durante tus entrenamientos, puede ser una señal de que necesitas ajustar tu enfoque en el ayuno o en la nutrición. Al integrar el ejercicio con el ayuno intermitente, la clave es encontrar un equilibrio que permita a tu cuerpo quemar grasa de manera efectiva mientras preservas la masa muscular. Esto implica una cuidadosa atención a tu nutrición, hidratación y a la variedad en tu régimen de entrenamiento. Con estos ajustes, puedes aprovechar al máximo los beneficios del ayuno intermitente, mejorando tanto tu rendimiento físico como tu salud general.

Ejercicios y Consejos para Fisicoculturistas y Entusiastas del Fitness en Ayuno Intermitente

En el mundo del fisicoculturismo, donde el ayuno intermitente se ha popularizado como una estrategia dietética clave, los atletas están bien informados sobre el reto de mantener la masa muscular mientras se queman grasas. Ante esta situación, han desarrollado estrategias efectivas para equilibrar la ganancia muscular con la pérdida de grasa.

1. Estrategias de Entrenamiento en Fisicoculturismo:

Ganancia Muscular Intensiva: Una táctica común es centrarse en ganar una cantidad significativa de masa muscular a través de entrenamientos intensivos. Esta estrategia se basa en la idea de que, aunque se pierda algo de músculo durante el ayuno, la cantidad ganada es suficiente para que la pérdida sea mínima en comparación.

Entrenamiento de Resistencia: La otra estrategia implica

un enfoque en el entrenamiento de resistencia. Este tipo de entrenamiento es altamente efectivo para mantener la masa muscular mientras se quema grasa, y es una opción preferida para aquellos que buscan un equilibrio entre fuerza y definición muscular.

2. Consejos para Maximizar los Resultados del Ejercicio durante el Ayuno:

Enfócate en Ejercicios de Fuerza: Los ejercicios de fuerza son esenciales para mantener la masa muscular y son incluso más efectivos en la quema de grasa que el cardio puro. Estos ejercicios aseguran que mantengas la masa muscular, incluso cuando estás en un déficit calórico durante el ayuno.

Coordinar Ejercicio con Períodos de Ayuno: Si tu objetivo principal es la pérdida de grasa, lo ideal es hacer ejercicio durante las horas de ayuno. Planificar tus sesiones de entrenamiento para que coincidan con tus períodos de ayuno puede mejorar significativamente la eficacia de tu rutina.

3. Nutrición Post-Ejercicio en Ayuno Intermitente:

. . .

Ingesta de Proteínas Post-Ejercicio: Después de entrenar, es crucial consumir proteínas, idealmente entre 30 a 40 gramos. Esto es especialmente importante si aún estás en tu período de ayuno y no has consumido calorías recientemente.

Recuperación y Energía: La ingesta de proteínas ayuda a reponer tus reservas de glucógeno y te proporciona la energía necesaria para continuar con el ayuno hasta tu próxima comida. Esto es vital para prevenir la fatiga y asegurar una recuperación adecuada.

La integración del ejercicio en un régimen de ayuno intermitente requiere un enfoque estratégico, especialmente para aquellos en el fisicoculturismo o con objetivos de fitness específicos. La clave está en un enfoque equilibrado que incluya una combinación adecuada de entrenamiento de fuerza o resistencia y una nutrición post-ejercicio enfocada. Al hacerlo, puedes maximizar los beneficios del ayuno intermitente, manteniendo y construyendo masa muscular mientras optimizas la pérdida de grasa.

7

CONCLUSIÓN

A l llegar al final de este libro, me gustaría expresar mi agradecimiento por el tiempo que has dedicado a leerlo y compartir algunas reflexiones finales. El ayuno intermitente, como has visto, ha sido adoptado por muchas personas con diferentes grados de éxito. Lo fundamental que quiero resaltar es la individualidad de este proceso. Cada persona responde de manera única al ayuno intermitente, y es crucial que escuches a tu cuerpo y prestes atención a las señales que te da.

SI EN ALGÚN momento te encuentras sintiéndote débil, ya sea física o emocionalmente, es importante dar un paso atrás. Puede ser beneficioso suspender el ayuno por unos días y luego reanudar, o incluso considerar cambiar de método si notas que la dificultad persiste. Recuerda, la flexibilidad y la adaptación son claves en este viaje hacia una mejor salud y bienestar.

ADEMÁS, quiero motivarte a tomar acción. Elegir el ayuno intermitente y adquirir este libro es un gran primer paso, pero ahora es el momento de aplicar lo que has aprendido y perseguir tus objetivos, ya sea perder peso, ganar músculo o simplemente mejorar tu salud general. El ayuno intermitente no es solo un camino a recorrer; es una carrera que requiere preparación, dedicación y el compromiso de llegar hasta el final.

FINALMENTE, si este libro te ha sido útil, me encantaría escuchar tus comentarios. Tu opinión es valiosa para mí y me ayudará a mejorar y seguir ofreciendo contenido de calidad a lectores como tú, a quienes aprecio profundamente.

CON ESTO, me despido, deseándote éxito en tu viaje con el ayuno intermitente. Un cálido abrazo y ¡hasta la próxima!

BONUS: GUÍA DE 30 DÍAS PARA APLICAR EL AYUNO INTERMITENTE CON ÉXITO

Guía de 30 Días para Aplicar el Ayuno Intermitente con Éxito

Esta guía de 30 días está diseñada para ayudarte a implementar el ayuno intermitente (AI) en tu vida diaria, aplicando los conceptos y estrategias discutidos en el libro. Cada semana se enfocará en un aspecto diferente del AI, asegurando una transición suave y efectiva hacia esta práctica.

Semana 1: Introducción y Preparación

Objetivo: Familiarizarte con los principios básicos del Ayuno Intermitente y preparar tu cuerpo y mente para el cambio.

Días 1-4: Investigación y Planificación

Investiga los diferentes métodos de Ayuno (16/8, 5/2, etc.) y decide cuál se adapta mejor a tu estilo de vida.

Planifica tus comidas para la semana. Incluye proteínas magras, carbohidratos complejos y grasas saludables.

Prepara tu entorno eliminando tentaciones y comprando alimentos saludables.

Días 5-7: Inicio Gradual

Comienza con un método de Ayuno Intermitente menos estricto, como el 12/12, para permitir que tu cuerpo se adapte.

Monitorea cómo te sientes. Es normal experimentar algo de hambre, pero no debes sentirte débil o enfermo.

Semana 2: Implementación Completa

Objetivo: Implementar completamente el método de Ayuno elegido y comenzar a integrar un régimen de ejercicios suave.

Días 8-14: Ayuno y Ejercicio

Continúa con el método de AI seleccionado, ajustando según sea necesario.

Introduce ejercicios de baja intensidad como caminatas, yoga o ciclismo ligero.

Enfócate en la hidratación, especialmente durante las horas de ayuno.

Semana 3: Optimización y Ajuste

Objetivo: Optimizar tu enfoque de Ayuno Intermitente y ajustar tu dieta y ejercicio según tus experiencias y objetivos.

Días 15-21: Ajustes y Mejoras

Evalúa tu progreso. Si te sientes bien, considera ajustar tu ventana de ayuno o intensificar tus ejercicios.

Experimenta con diferentes tipos de alimentos en tus ventanas de alimentación para ver qué te funciona mejor.

Mantén un diario de alimentos y sensaciones para seguir tu progreso y hacer ajustes informados.

Semana 4: Consolidación y Planificación a Largo Plazo

Objetivo: Consolidar tus hábitos de Ayuno y planificar para el futuro, asegurando la sostenibilidad a largo plazo.

Días 22-30: Establecimiento y Planificación

Establece un horario regular de ayuno y comidas que puedas mantener a largo plazo.

Incorpora una variedad de ejercicios, incluyendo entrenamiento de fuerza, para mejorar la quema de grasa y el desarrollo muscular.

Planifica para desafíos futuros, como eventos sociales o días de alto estrés, y cómo manejarlos sin desviarte de tu plan de Ayuno Intermitente.

Consejos Generales:

Escucha a tu cuerpo: Si te sientes mal o experimentas efectos secundarios negativos, ajusta tu plan de Ayuno o consulta a un profesional de la salud.

Sé flexible y paciente: El Ayuno Intermitente es un cambio de estilo de vida, y puede llevar tiempo acostumbrarse.

Busca apoyo: Comparte tus experiencias con amigos, familiares o grupos en línea que practiquen el Ayuno Intermitente.

Al finalizar estos 30 días, deberías tener una buena comprensión de cómo funciona el Ayuno Intermitente para ti y cómo puedes continuar con esta práctica de manera efectiva y saludable. Recuerda, el Ayuno Intermitente no es una solución rápida, sino un cambio de estilo de vida que puede ofrecer numerosos beneficios si se practica correctamente y de manera sostenible.